CLASSICAL
필라테스 리포머 운동 방법

CLASSICAL 필라테스 리포머 운동 방법

초판 1쇄 발행 2022년 12월 16일

지은이 한의랑
펴낸이 장길수
펴낸곳 지식과감성˚
출판등록 제2012-000081호

교정 이혜지
디자인 윤혜성
편집 윤혜성
검수 정은솔, 윤혜성
마케팅 고은빛, 정연우

주소 서울시 금천구 벚꽃로298 대륭포스트타워6차 1212호
전화 070-4651-3730~4
팩스 070-4325-7006
이메일 ksbookup@naver.com
홈페이지 www.knsbookup.com

ISBN 979-11-392-0788-0(13510)
값 16,500원

- 이 책의 판권은 지은이에게 있습니다.
- 이 책 내용의 전부 또는 일부를 재사용하려면 반드시 지은이의 서면 동의를 받아야 합니다.
- 잘못된 책은 구입하신 곳에서 바꾸어 드립니다.

지식과감성˚
홈페이지 바로가기

건강한
신체를 위한
단계별
GUIDE

하루 20분, 내 몸에 숨어 있는 라인 찾기!

CLASSICAL
필라테스 리포머
운동 방법

한의랑 지음

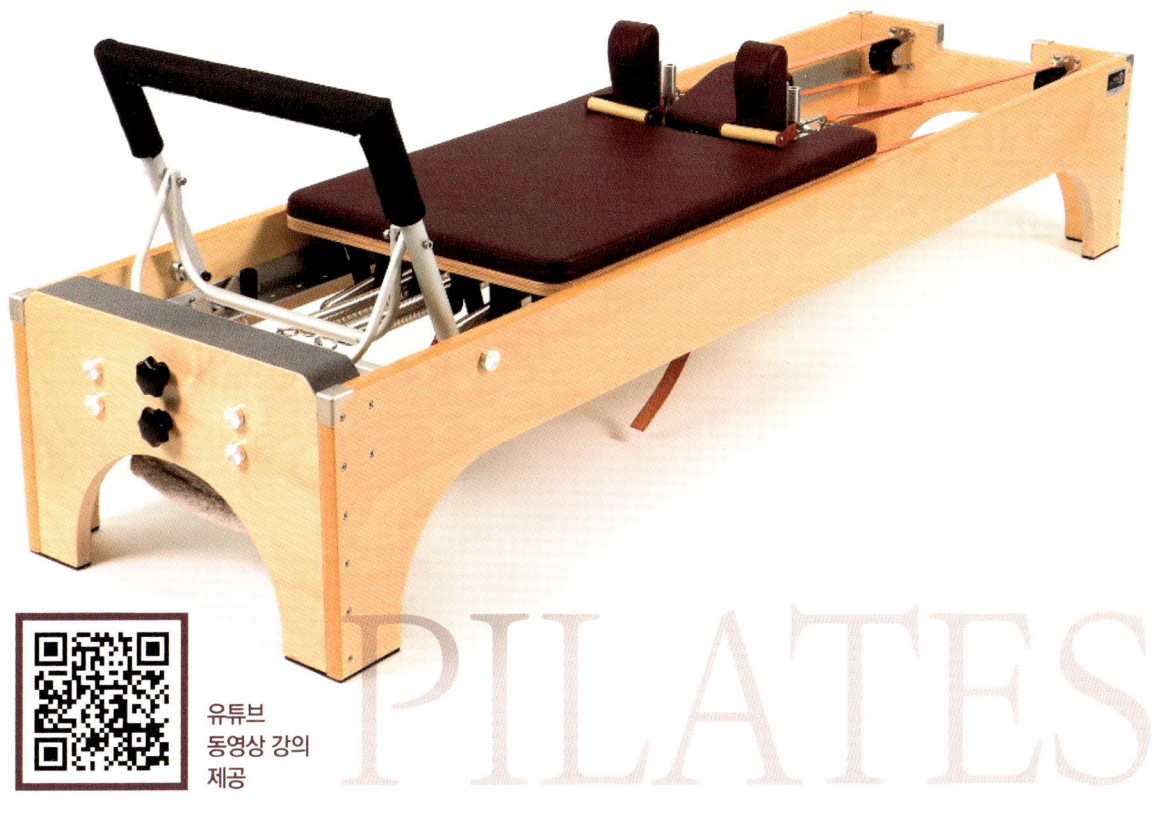

유튜브
동영상 강의
제공

PILATES
REFORMER

지식과감성#

CONTENTS

6

PROLOGUE

"조셉 필라테스(1883~1967)의 컨트롤로지가
한국에서 지금의 필라테스로 자리 잡기까지… 그리고 나의 필라테스"

9

CHAPTER 1

Power House에 대하여

13

CHAPTER 2

Beginner Reformer

Footwork Series | Hundred | Leg Circles and Frog | Stomach Massage Series
Short Box Series | Elephant | Knee Stretch Series | Running | Pelvic Lift

PROLOGUE

"조셉 필라테스(1883~1967)의 컨트롤로지가 한국에서 지금의 필라테스로 자리 잡기까지… 그리고 나의 필라테스"

조셉 H. 필라테스

그가 어디에서 태어나서 영국으로 넘어갔고 미국으로 갔고 등등의 히스토리는 여러 경로를 통해 많은 정보가 되어 홍수처럼 쏟아지고 있다.

여러 책과 인터넷에 나오는 관계로 그의 객관적인 생애는 이 책에서 생략할까 한다.

필라테스가 컨트롤로지를 어떻게 가르치고 함께할지 많이 고민하고 또 고민했다는 것이, 운동을 가르치고 교육을 하면서 동작이나 기구 여러 곳에서 드러난다.
그의 기구는 현재 전 세계에서 사용 중이다.
그는 컨트롤로지를 만들기까지 무던히도 노력하고 노력했을 것이다.

이 책은 일반인보다 필라테스, 특히 클래식 필라테스가 무엇인지를 고민하며 공부하는 사람을 위해 만들어졌다. 더불어, 조셉의 생애보다도 한국에 들어와서 지금까지의 필라테스 그리고 클래식 필라테스 리포머 비기너 순서(조셉 필라테스는 순서에 단계를 나누지 않았다고 한다)에 집중하고 있다.

2002년에 클래식 필라테스가 한국에 들어오고 나서 벌써 20년이라는 시간이 지났다.
1967년에 돌아가신 조셉 필라테스가 어떠한 저작권도, 법적 제한도 정하지 않은 덕분(?)에 우리는 미국이 아닌 한국이라는 나라에서 어느 누구나 쉽게 필라테스라는 운동을 접하고 있다.
그러나 필라테스의 정통방식(classic pilates)은 오랜 시간 클래식 필라테스 강사들에 의해서 보수적으로 조금씩 알려지고 있었다(내가 처음 필라테스를 배운 뒤 초반 몇 년간은 사진 한 장 찾기도 힘들었다).

필라테스를 처음 접한 2003년 여름을 잊을 수 없다.
50분간의 정해진 순서에 의한 운동이 나의 삶을 바꾸었기 때문이다.

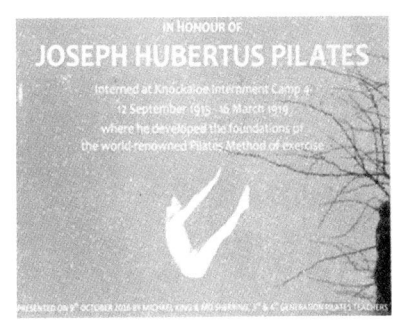

발레뿐이었던 내 삶에 필라테스라는 매력적인 운동이 들어온 것이다.
그리고 20년 가까이 된 시간 동안 강사로, 또는 교육 강사로 필라테스 운동을 전달하면서 이 운동이 정말 매력이 있고 효과가 정말 엄청나다는 걸 경험했다.
조셉 필라테스가 독일에서 모든 것을 놓고 미국이라는 나라에 가서 처음부터 다시 시작하는 용기는 실로 어마어마했을 것이다.
그러나 확신했을 것 같다.
필라테스(그 당시의 이름은 'Contlology(조절학)'이었다)는 사람의 신체와 정신을 바꿔 놓기 때문이다.
내가 그러했다.
발레로 20년 가까이 활동했는데 그 신체를 계속 사용하기에 필라테스만 한 운동이 없었다.
필라테스 덕분에 지금의 신체 움직임을 계속할 수 있는 것이다.
우리나라에서 클래식 필라테스가 최근에 아주 많이 알려지면서 예전에는 상상할 수도 없는 일이 벌어지는 것 같아 신기하다.
그 옛날 '클래식 필라테스'라고 하면 '그게 뭐예요?', '클래식 음악을 트는 거예요?'라고 묻던 사람들…. '클래식은 지겨워요', '너무 과해요'라고 하는 사람들이 많았다.
하지만 그건 클래식 필라테스를 진짜 표면적인 부분만 접해서 그렇다고 나는 말하고 싶다.
제대로 운동을 해 보시라.
클래식의 세계에 제대로 들어가 보시라.
이 운동은 실로 놀라운 신체와 체력과 정신을 만들어 줄 것이다.

글로 설명할 수 없고 이해할 수 없는 것이 운동이다.
사진이나 영상만으로는 모든 것을 다 알 수 없지만 이 책이 클래식 필라테스를 조금이라도 알고 싶어 하는 사람들에게 도움이 되길 바란다.

CHAPTER 1
Power House에 대하여

Power House에 대하여

파워 하우스를 찾으세요~
파워 하우스에 힘 주세요~
파워 하우스… 파워 하우스…
클래식 필라테스는 파워 하우스에 대한 것을 빼고 설명할 수가 없다.

개인적인 나의 의견으로 파워 하우스를 설명하자면…
파워 하우스는 눈에 보이는 어떤 근육이나 부위가 아니다.
파워 하우스=힘 집!
'신체의 힘 집이 확장되는 것이다'라고 설명한다.

그래서 '신체의 힘 집의 평수가 사람마다 다르다고 생각하고
그 평수를 늘려 가는 것이 운동의 능력이 올라가는 것이다'라고 설명한다.
처음에는 거의 원룸 수준의 힘 집이라면, 점점 운동을 하면서
힘 집의 평수가 커져서 나중에는 100평대의 힘 집의 평수를 가질 수 있게 된다.
100평대의 힘 집을 가진 신체는 얼마나 멋지고 아름답겠는가?

또 어떤 이는 파워 하우스를 이렇게 설명하기도 한다.
'힘 집, 즉 내 몸은 힘의 집인데 그 집에 방이 엄청 많다'라고….
'그러나 아직 불이 한두 개밖에 안 켜져 있다'라고….
그 집에 있는 방에 불을 하나씩 켜서
방 전체의 불을 다 켜는 것을 파워 하우스라고 설명하기도 한다.
기발한 설명이라 생각한다.

이것이 파워 하우스이고,
우리는 필라테스를 통해 각자의 파워 하우스를 찾아야 한다.
찾아서 아름다운 신체, 건강한 신체를 만들어 가자.

CHAPTER 2
Beginner Reformer

CHAPTER 2 **CONTENTS**

1. Footwork Series	3 or 4 spring
Toes, Arches, Heels, Tendon Stretch	
2. Hundred	2 or 3 or 4 spring
3. Leg Circles and Frog	2 spring
4. Stomach Massage Series	
Round Back	3 or 4 spring
Straight Back	2 or 3 spring
Reach Up	2 spring
5. Short Box Series	2 or more spring (keep carriage still)
Round Back	
Straight Back	
Row-the-Boat (optional)	
Side-to-Side	
Twist	
Tree	
6. Elephant	2 spring
7. Knee Stretch Series	
Round Back	2 spring
Arch Back	2 spring
Knees Off	2 spring
8. Running (same spring as Footwork)	3 or 4 spring
9. Pelvic Lift (same spring as Footwork)	3 or 4 spring

Footwork Series
Toes | Arches | Heels | Tendon Stretch

01

기구 준비
Foot bar Up
3 or 4 spring
Headpiece Up

준비 자세

1 Toes
▷ 발끝을 Foot bar에 올린다.
▷ 발뒤꿈치를 붙이고, 양발 앞 사이를 주먹이 들어갈 만큼 벌려 V자 모양을 만든다.
▷ 양 무릎을 골반 넓이만큼 벌린다.
▷ 두 팔을 길게 뻗어 손바닥을 캐리지 매트 위에 둔다.

2 Arches
▷ Foot bar에 발 아치 부분을 대고 양다리를 붙여 새가 나뭇가지에 앉듯이 감싸 준다.

3 Heels
▷ Foot bar에 뒤꿈치를 대고 발끝은 무릎 쪽을 향하게 한다.

4 Tendon Stretch
▷ Foot bar에 발끝을 다시 대고 양발 사이에 뒤꿈치를 붙이고 앞은 손가락 2개가 들어갈 만큼 벌린다.

운동 방법

1 Toes 2 Arches 3 Heels

▷ 숨을 들이마시며 파워 하우스로부터 캐리지를 밀고 나간다.
▷ 내쉬면서 파워 하우스로부터 캐리지를 저항하며 끌고 제자리로 돌아온다.
　→ 한 동작 당 10회 반복한다.
　→ 호흡은 반대로도 가능하다.

4 Tendon Stretch

▷ 숨을 들이마시면서 파워 하우스로부터 캐리지를 밀고 나가 무릎을 편 상태에서 저항하며 뒤꿈치를 내렸다 올렸다 한다.
　→ 10회 반복한다.
　→ 호흡은 반대로도 한다.

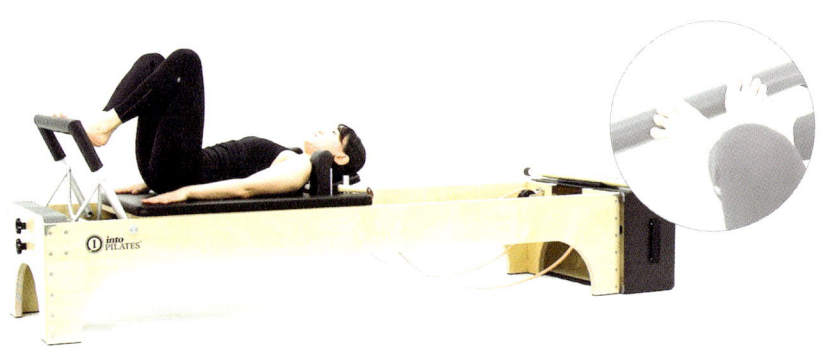

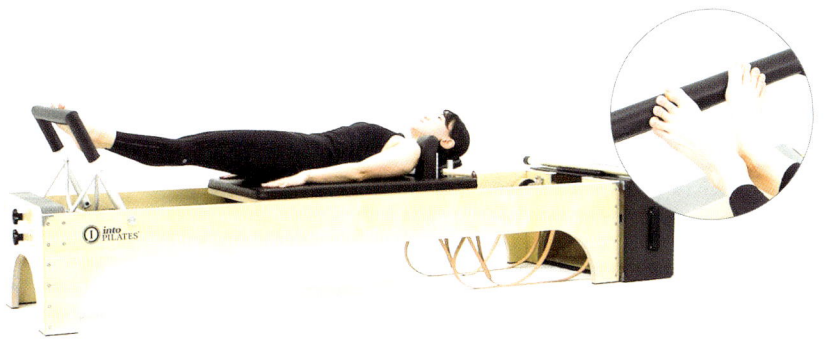

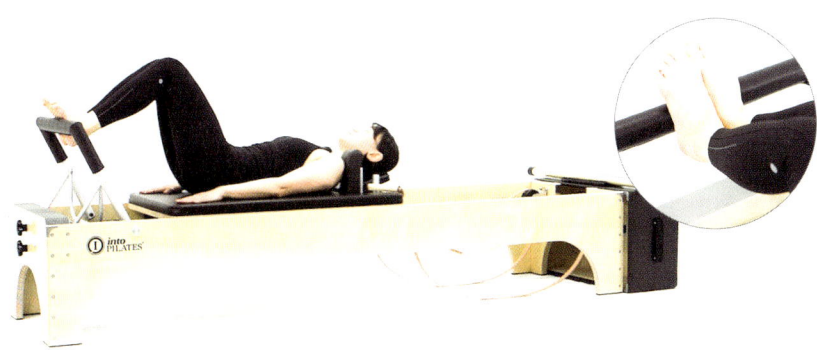

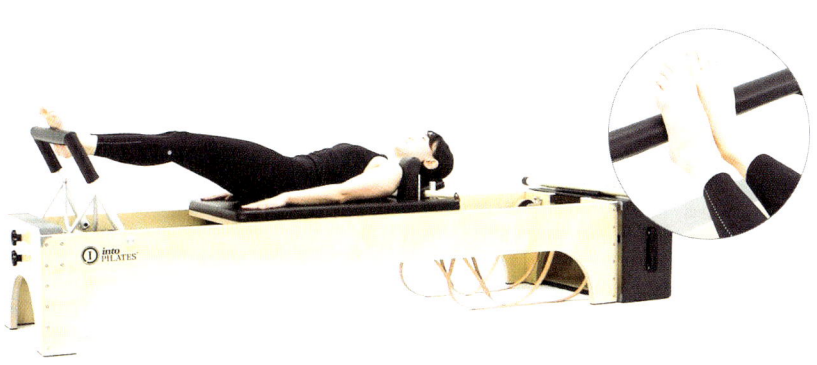

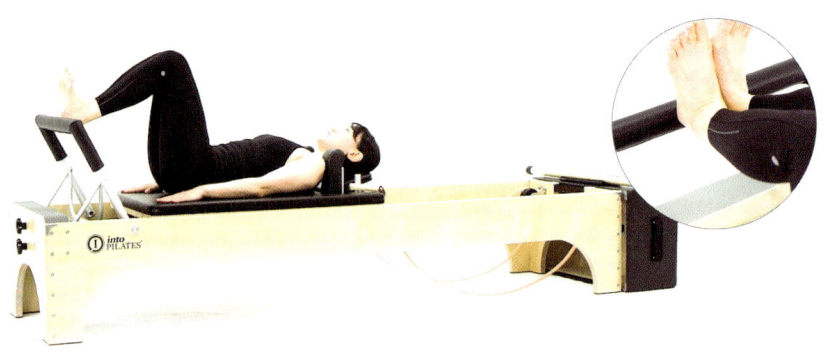

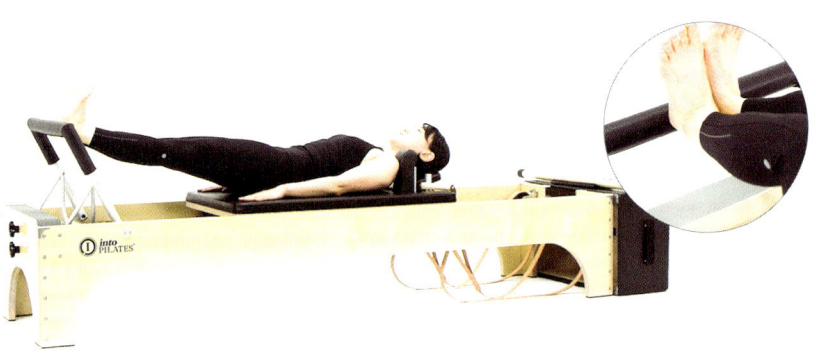

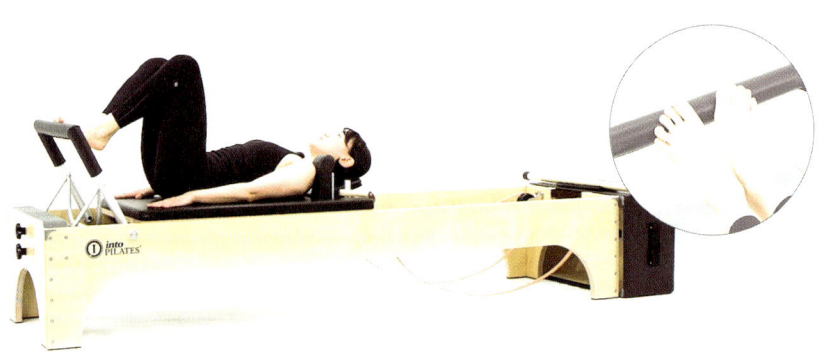

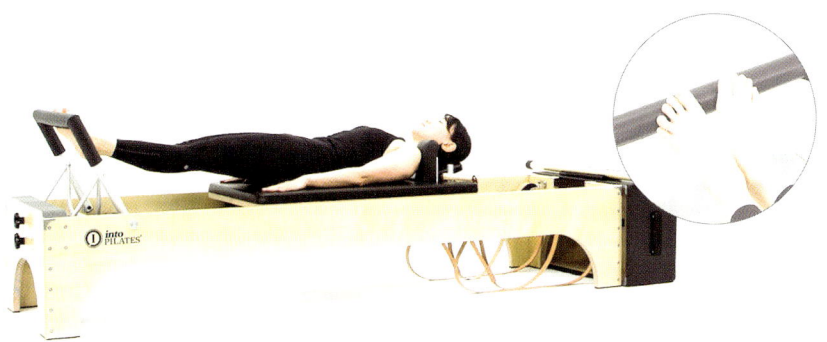

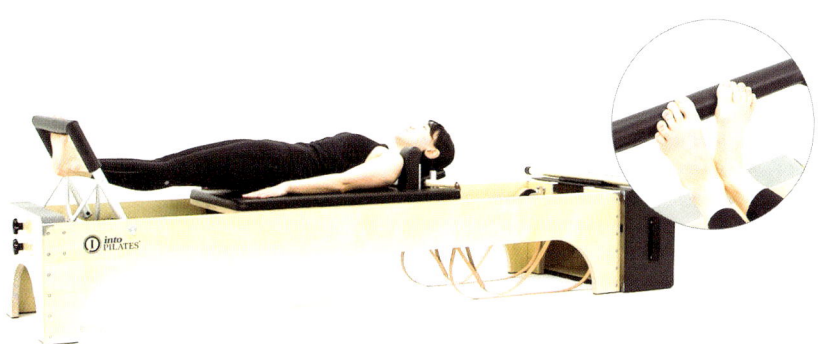

Hundred 02

기구 준비

Foot bar Down
2 or 3 or 4 spring
Headpiece Up
Handles

준비 자세

▷ 양손으로 각각 핸들을 잡고 두 팔을 천장으로 들어 올린다.
　양다리를 접어서 가슴에 둔다.
▷ 머리를 들어 배꼽을 바라보며 견갑골 끝 선까지 일어난다.
▷ 양팔을 길게 뻗으면서 골반 옆으로 내린다.
▷ 양다리를 길게 45도 뻗어 준다.

운동 방법

▷ 숨을 들이마시며 양손을 위아래로 힘차게 펌핑 5회 한다.
▷ 내쉬면서 양손을 위아래로 힘차게 펌핑 5회 한다.
　→ 10회 반복한다(호흡이 끊어지지 않도록 주의한다).

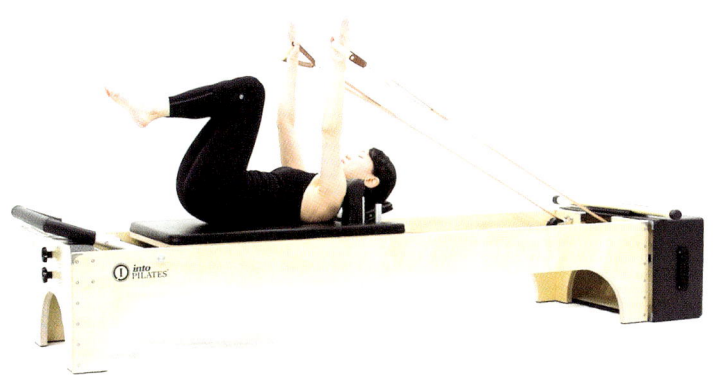

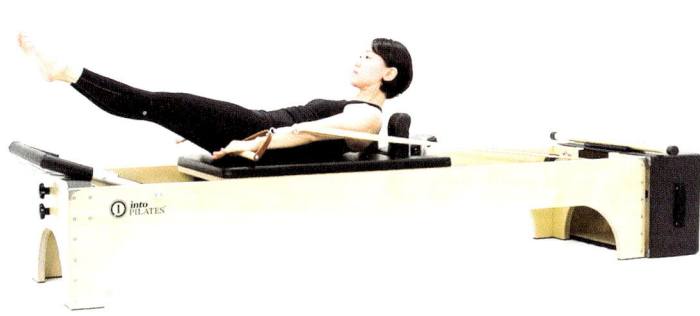

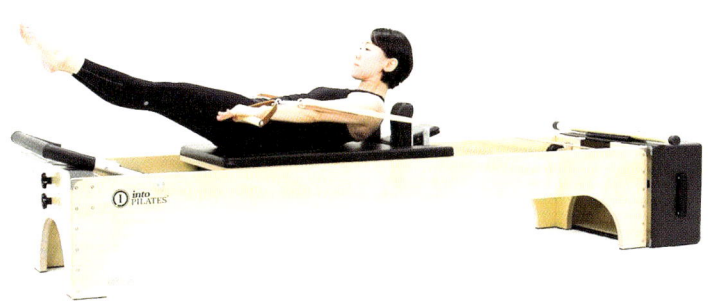

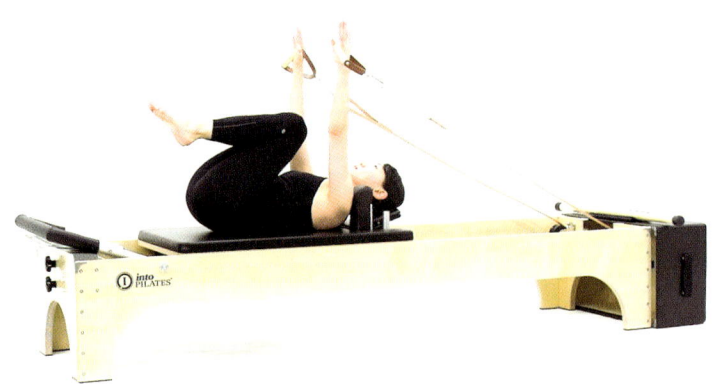

Leg Circles and Frog 03

기구 준비

Foot bar Down
2 spring
Headpiece Up
Foot straps

준비 자세

▷ Foot straps을 각 발에 걸고(아치 부분), 뒤꿈치를 붙이고, 양 무릎을 어깨 넓이만큼 열어 개구리 모양으로 준비 자세를 한다.
▷ 양팔을 길게 뻗어 손바닥이 밑으로 향하게 한 채 몸 옆에 둔다.

운동 방법

1 Leg Circles

▷ 양다리를 45도 각도로 길게 뻗어 낸다.
▷ 양다리를 90도 각도로 올리고, 골반 넓이만큼 벌린 다음 아래로 내리고, 양다리를 붙여서 다시 제자리로 간다.
 → 5회 반복한다.
▷ 역으로도 한다.
 → 5회 반복한다.

2 Frog

▷ Leg Circles 후 준비 자세로 돌아가 양다리를 45도 각도로 길게 뻗는다.
▷ 뒤꿈치 붙이고 양 무릎을 어깨 넓이만큼 벌려 천천히 무릎이 어깨를 향하여 들어오게 한다.
이때 줄이 양 무릎 사이로 들어오게 한다.
→ 5~10회 반복한다.

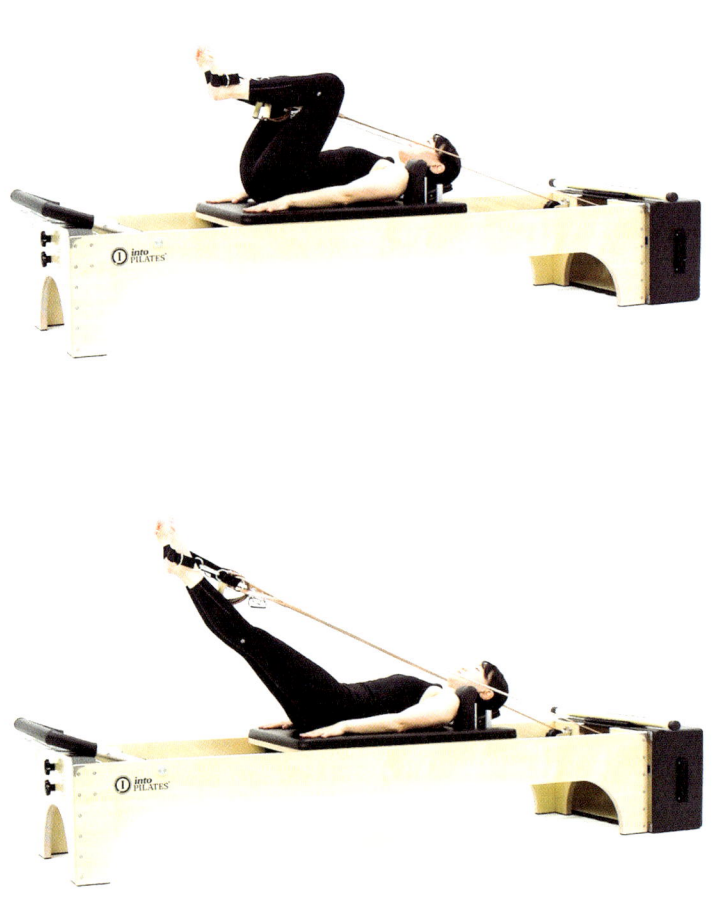

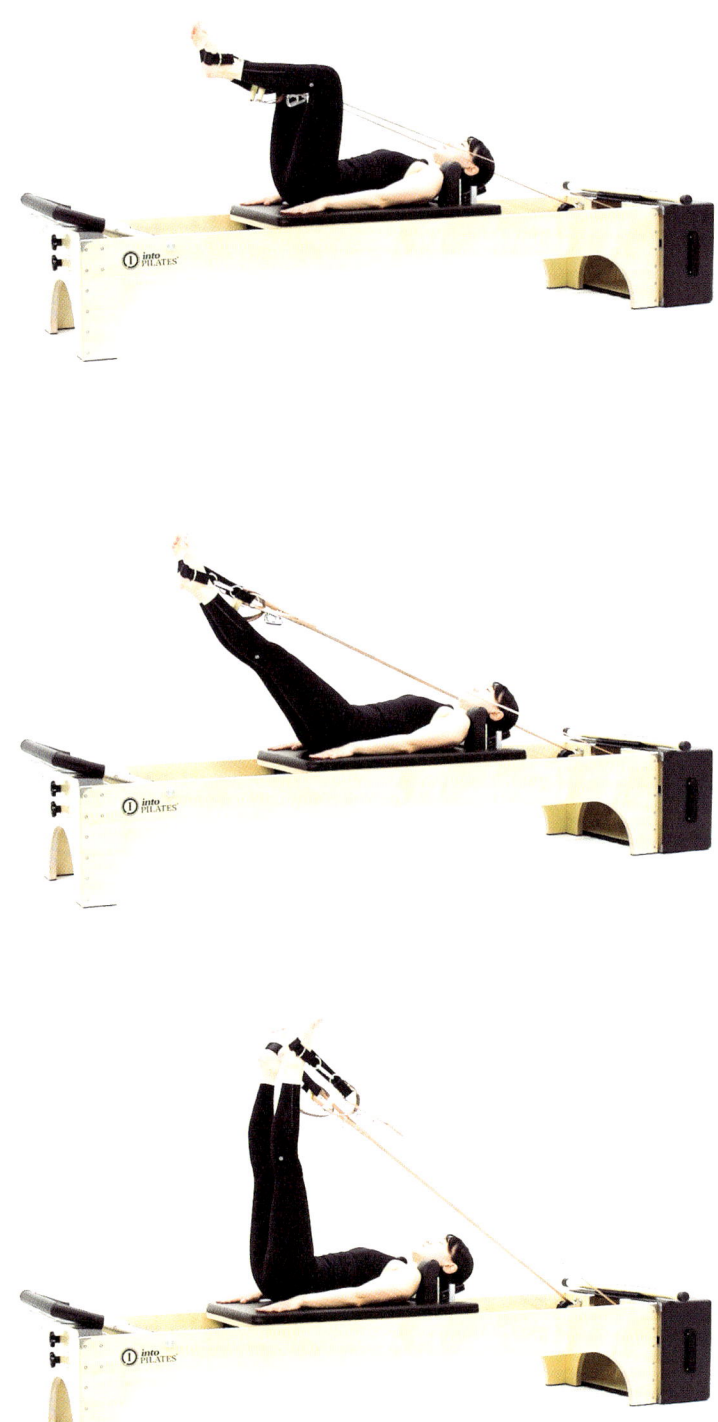

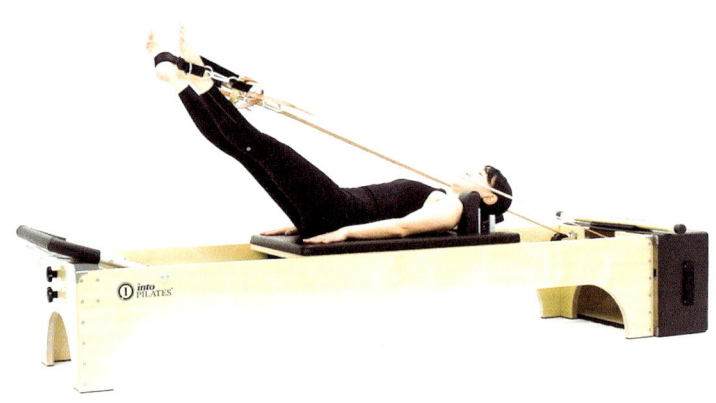

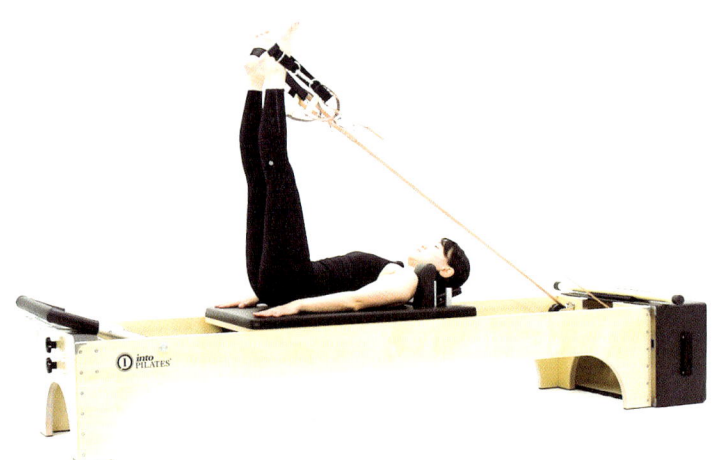

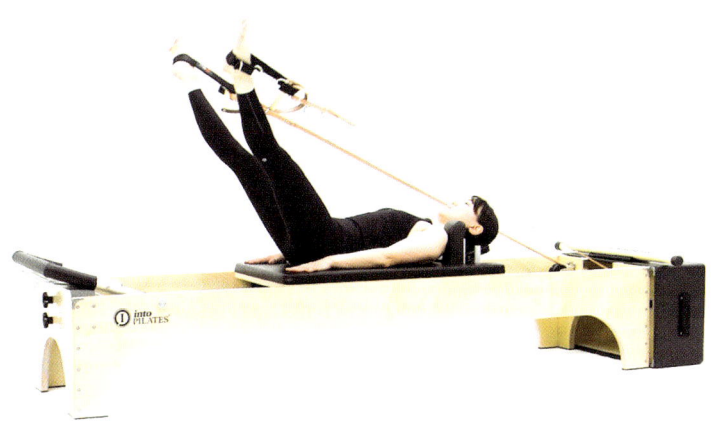

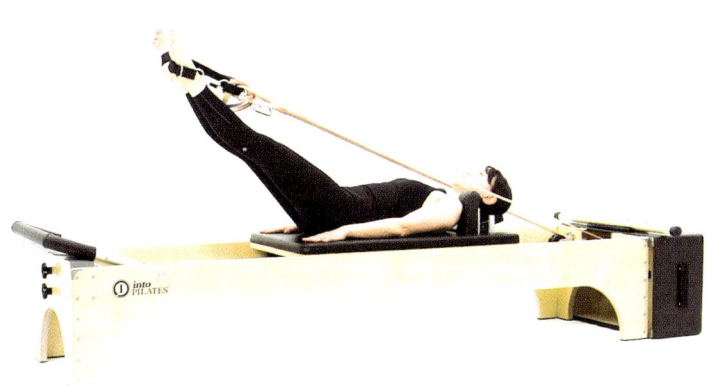

Stomach Massage Series

Round Back | Straight Back | Reach Up

04

기구 준비

Foot bar Up
3, 2, 2 spring or 3, 3, 2 spring or 4, 3, 2 spring
Headpiece Up
Non-Slip Pad

준비 자세

▷ 캐리지 앞부분에 패드를 길게 중앙에 둔다.
▷ 패드 중앙에 꼬리뼈 부분이 닿도록 앉는다.
▷ 두 발은 Foot bar에 올려 뒤꿈치를 붙이고 엄지발가락 사이를 45도로 열어 뒤꿈치를 하이힐 신은 듯이 높게 올린다.
▷ 등을 C커브로 구부리고 양손은 캐리지 앞부분을 가볍게 잡는다. 이때 어깨가 골반보다 뒤로 가지 않도록 한다.

운동 방법

1 Round Back

▷ C커브 상태에서 Foot bar를 밀고 나간 상태에서 뒤꿈치를 다운 앤 업 한다.
▷ 무릎을 구부려 제자리로 돌아온다.
   → 8~10회 반복한다.

2 Straight

▷ 양팔을 몸 뒤로 길게 뻗어 양손으로 각각 숄더 블록을 밀어내듯이 잡는다(척추가 Straight 되도록 한다).
▷ Foot bar를 밀고 나간 상태에서 뒤꿈치를 다운 앤 업 한다.
▷ 무릎을 구부려 제자리로 돌아온다.
　→ 8~10회 반복한다.

3 Reach Up

▷ Straight를 유지한 상태에서 양팔을 45도 각도로 앞으로 뻗는다.
▷ 상체는 골반보다 앞쪽으로 뻗어 준다.
▷ Foot bar를 밀고 나갔다가 3카운트로 나누어서 돌아온다.
　→ 5~8회 반복한다.

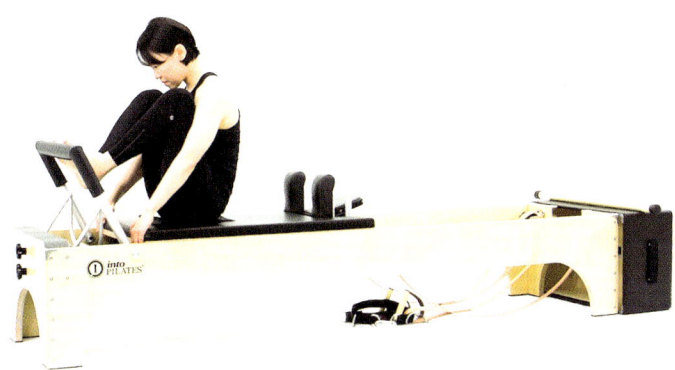

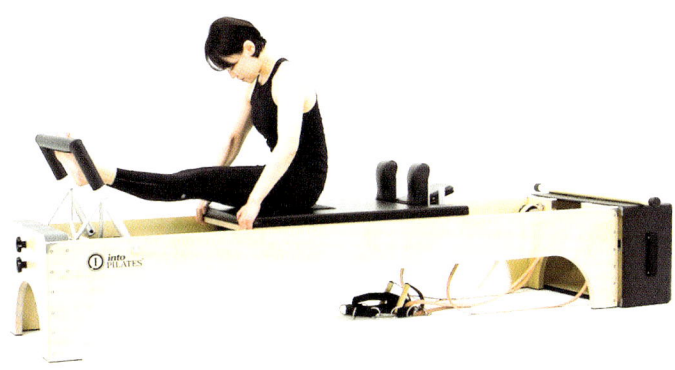

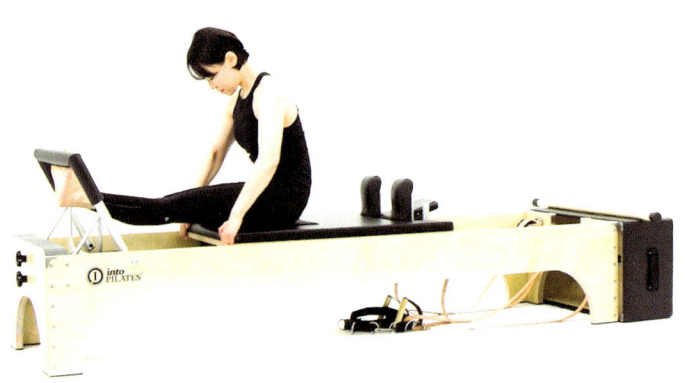

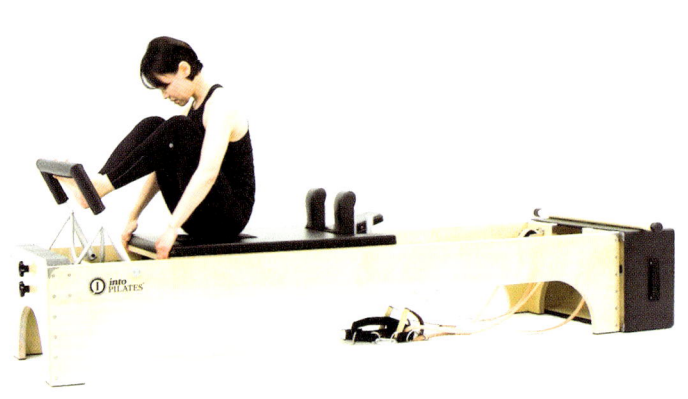

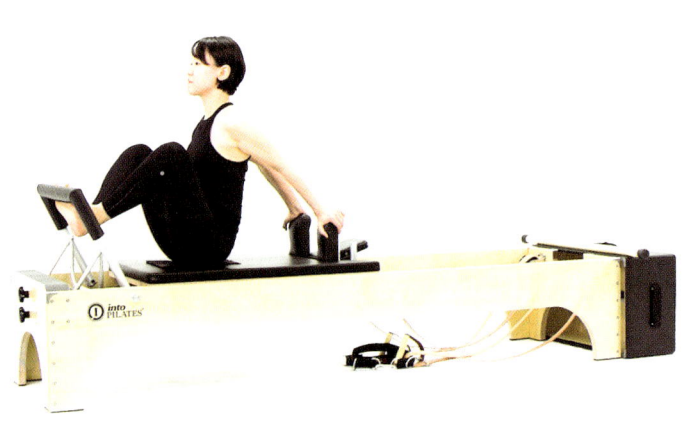

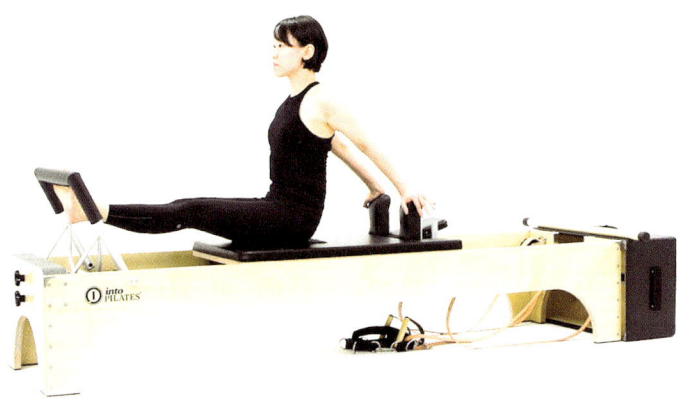

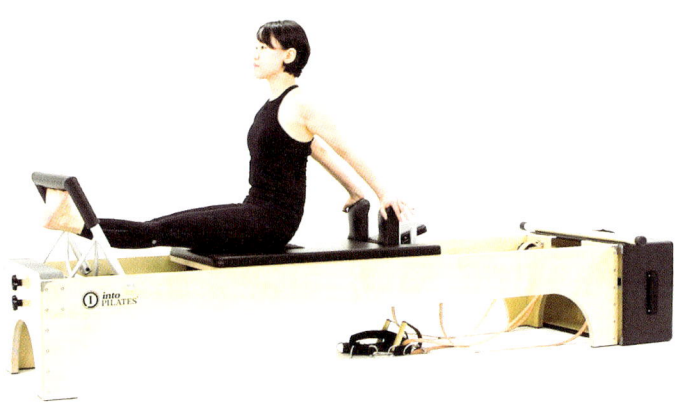

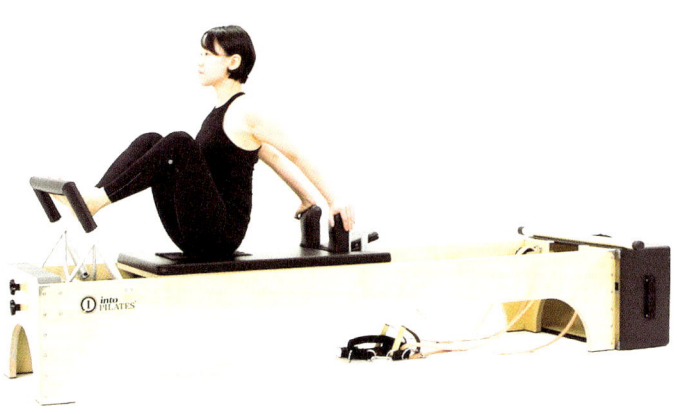

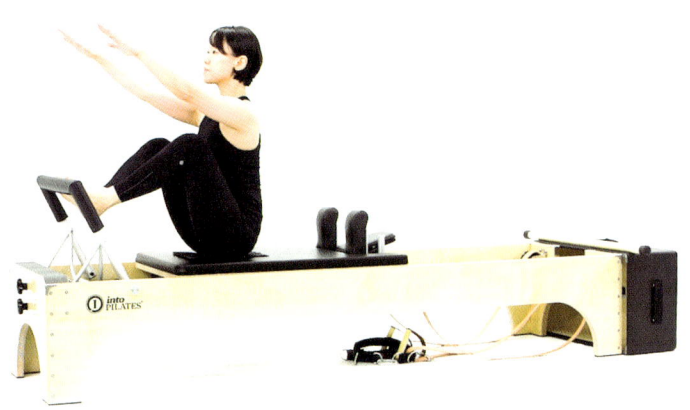

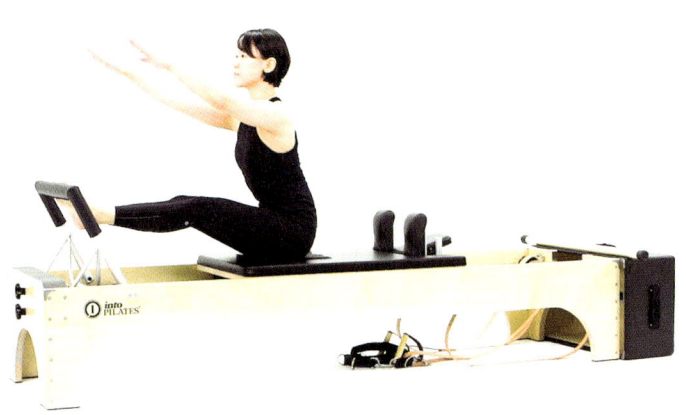

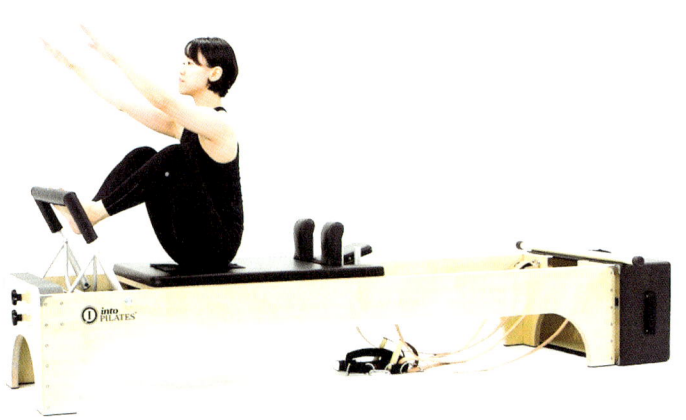

Short Box Series

Round Back | Straight Back |
Row-the-Boat (optional) | Side-to-Side | Twist | Tree

05

기구 준비

Foot bar Down
2 spring
Headpiece Down
Foot straps
Short Box
Pole
Non-Slip Pad

준비 자세

▷ Short Box 뒷부분부터 손 한 뼘만큼 공간을 두고 앉아, 두 발은 Foot straps을 걸어 고정시킨다.
▷ 양다리는 팽팽하게 좌골 넓이만큼 벌린다.

운동 방법

1 Round

▷ 양손을 크로스해서 갈비뼈를 감싼다.
▷ 시선이 배를 바라보고 허리와 등을 둥글게 말아 천골이 Short Box에 닿을 때까지 뒤로 눕듯이 굴린다.
▷ 뒤꿈치를 밀며 배와 반대로 저항하면서 제자리로 돌아온다.
　→ 3~6회 반복한다.

2 Straight
▷ Short Box 밑에 있는 봉을 든다.
▷ 어깨 넓이만큼 잡아 두 팔을 천장을 향해 올린다.
▷ 상체를 곧게 편 상태에서 척추를 세워서 뒤로 45도까지 기울인다.
▷ 뒤꿈치를 밀며 몸을 길게 뻗으면서 제자리로 돌아온다.
　→ 3~6회 반복한다.

3 Side to Side
▷ Straight 유지한 상태에서 어깨가 골반보다 앞으로 가도록 위치한다.
▷ 상체를 오른쪽으로 길게 뻗어 기울인다.
▷ 제자리로 상체를 길게 뻗어 돌아온다.
▷ 상체를 왼쪽으로 길게 뻗고 기울인다.
▷ 제자리로 상체를 길게 뻗어 돌아온다(자동차 와이퍼 같은 느낌으로 척추가 양쪽 방향으로 길게 뻗어 내도록 실시한다).
　→ 양쪽 각 3회 반복한다.

4 Twist
▷ Straight 상태에서 상체를 (갈비뼈 쪽이 크로스되도록) 오른쪽으로 트위스트한다.
▷ 제자리로 상체를 길게 뻗어 돌아온다.
▷ 상체를 왼쪽으로 트위스트한다.
▷ 내쉬면서 제자리로 상체를 길게 뻗어 돌아온다.
　→ 양쪽 각 3회 반복한다.

5 Tree
▷ Short Box 뒷부분으로부터 손 한 뼘만큼 공간을 남겨 둔 상태에서 오른발만 Foot straps에서 뺀다.
▷ 오른쪽 무릎을 구부려 가슴 쪽으로 가져온 뒤 양손으로 허벅지 뒤를 잡는다.

운동 방법

▷ 허리를 곧게 세운 상태로 다리를 폈다 접었다 한다.
　→ 한 동작을 3회 반복한다.
▷ 구부린 무릎을 곧게 편 후 나무를 타듯이 오른쪽 발목을 잡는다.
▷ 발목을 잡은 상태로 천골이 Short Box에 닿을 때까지 다리를 뻗으면서 허리와 등을 뒤로 굴리듯이 눕는다.
▷ 다리가 천장으로 향한 상태로 발목을 잡은 손으로 나무를 타듯이 손 걸음으로 걸어 내려갔다가 손 걸음으로 올라온다(손 걸음마다 척추를 바닥에 내려놓듯이 누웠다 올라온다).
▷ Tree는 말 그대로 나무를 타고 내려가듯이 움직인다.
　→ 양쪽으로 각각 3회 반복한다.

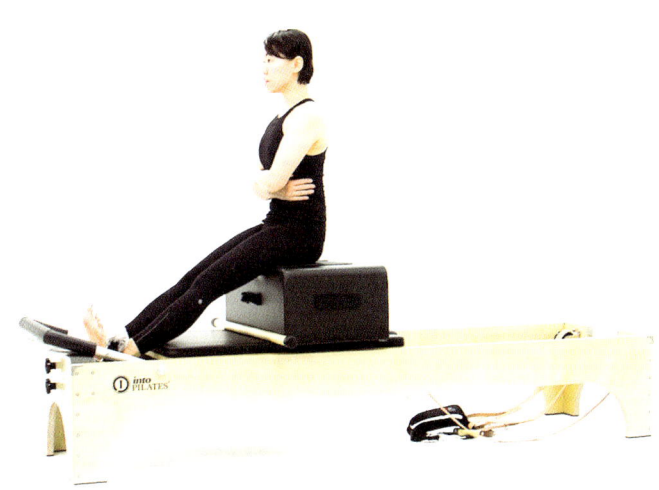

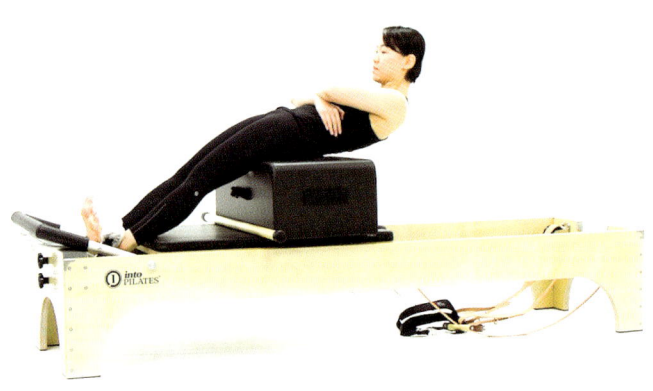

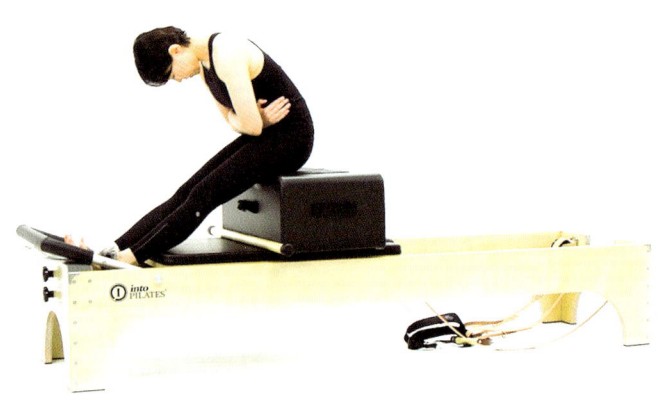

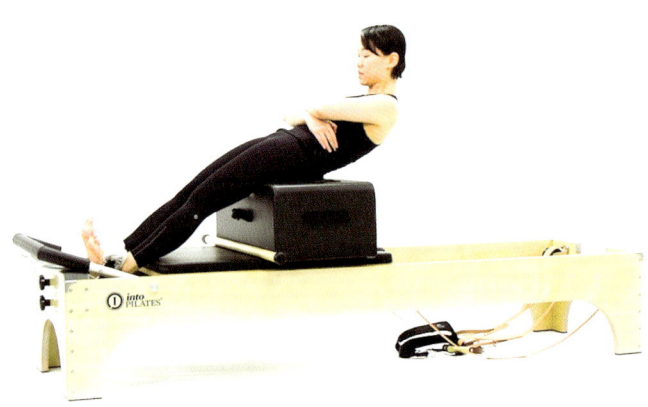

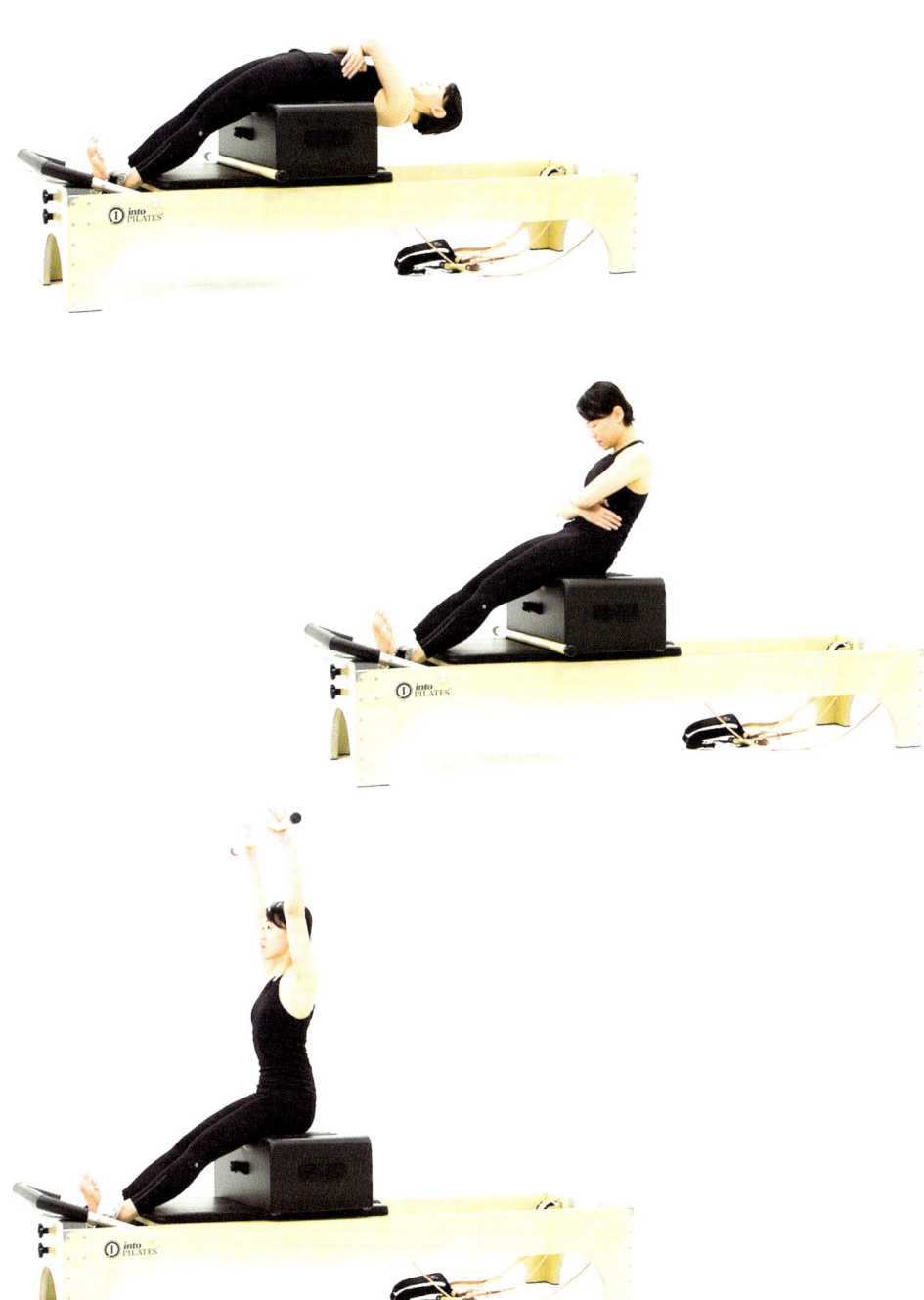

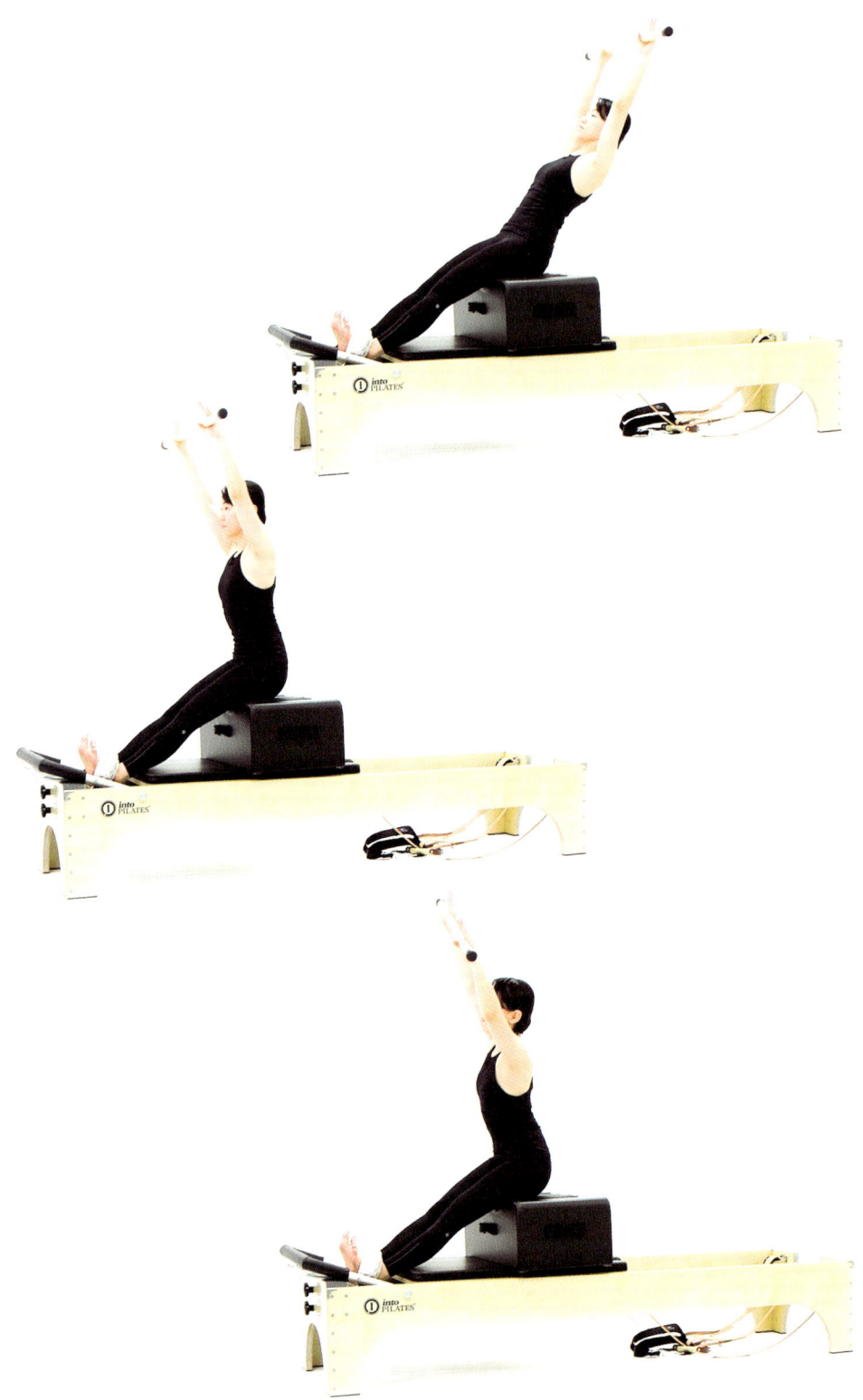

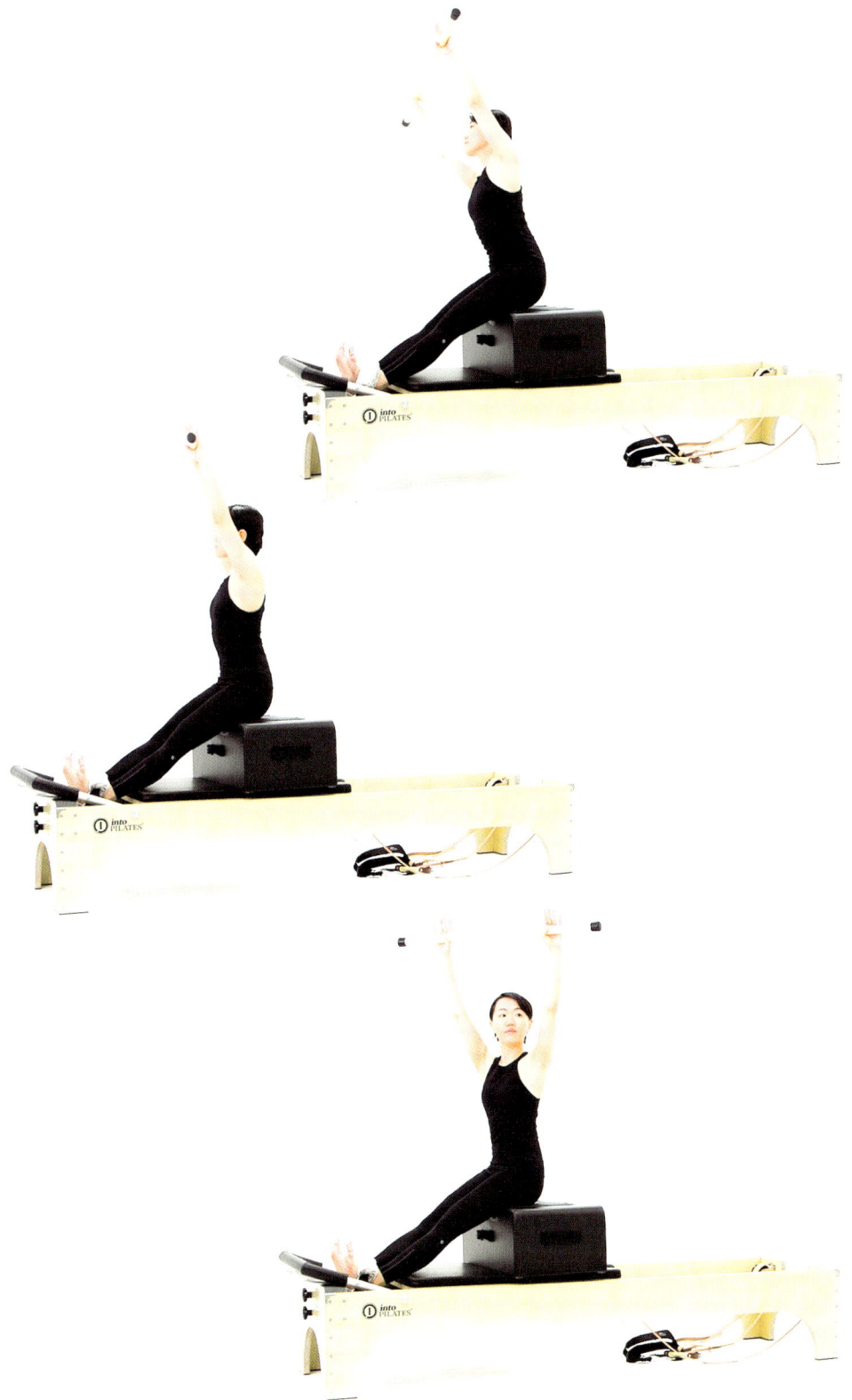

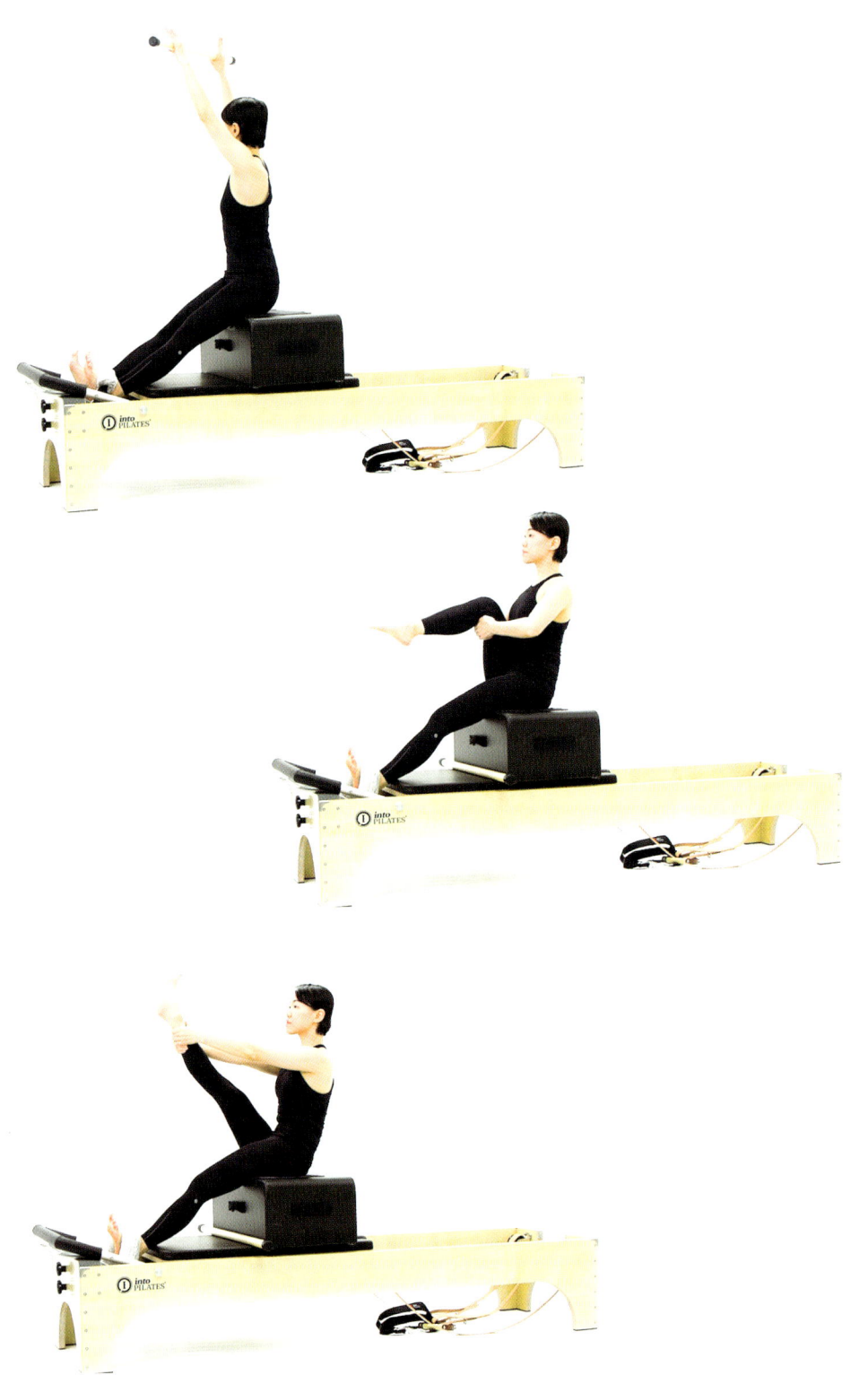

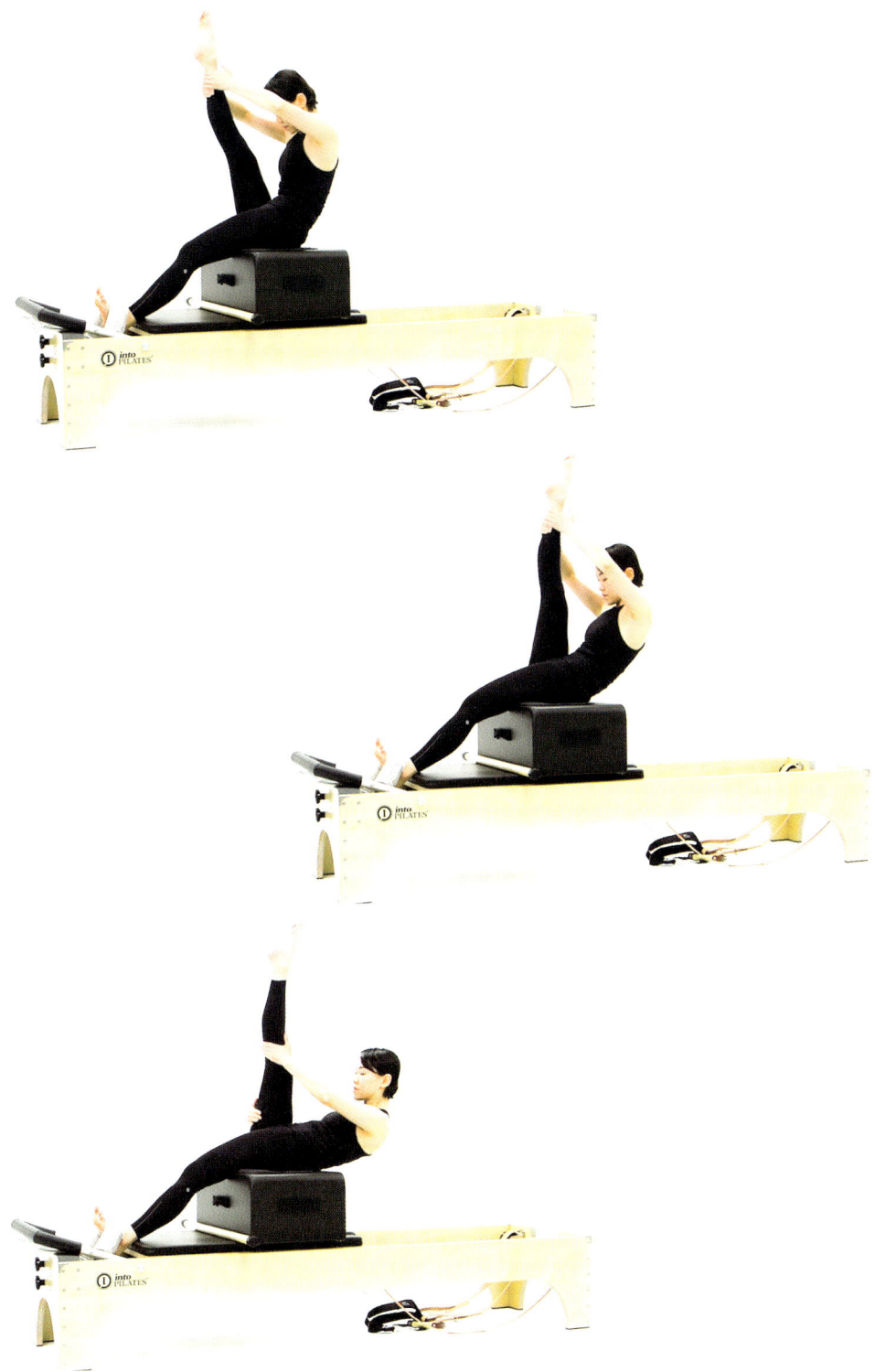

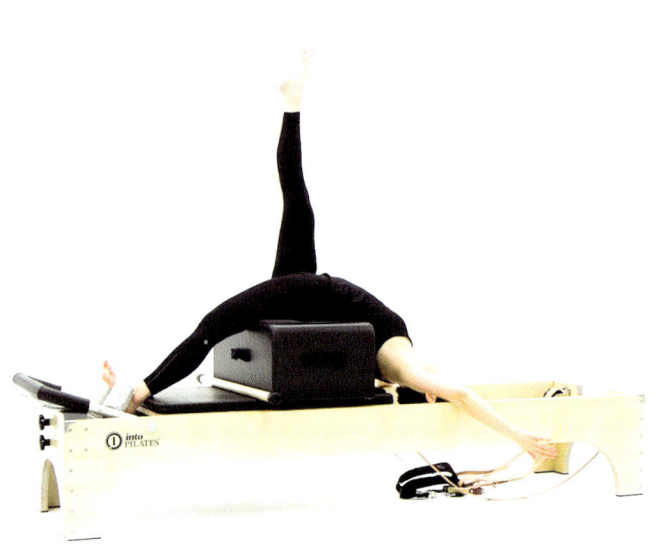

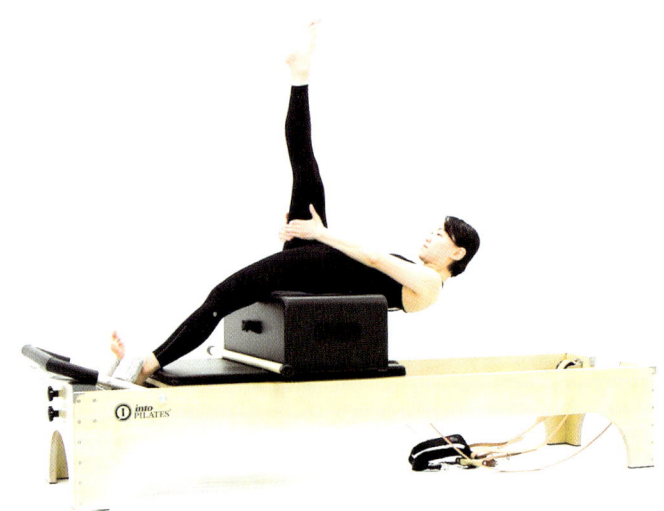

Elephant   06

기구 준비

Foot bar Up
2 spring
Headpiece Up

준비 자세

▷ 캐리지 위에 올라갈 때 양손으로 Foot bar를 잡고, 두 팔은 어깨 넓이만큼 벌인다.
▷ 두 다리는 숄더 블록에 뒤꿈치를 대고 열 발가락을 세운다.
▷ 두 팔은 Foot bar를 밀어내며 복부를 집어넣고 끌어올려서 척추를 구부려 코끼리 등 모양으로 만든다.

운동 방법

▷ 뒤꿈치로 캐리지를 밀고 나간다.
▷ 복부로부터 캐리지를 길게 끌고 돌아온다(배가 튀어나오지 않을 위치까지 밀고 나간 후 3초간 정지, 뒤꿈치로 긁어내듯이 캐리지를 당겨 돌아온다).
→ 5~8회 반복한다.

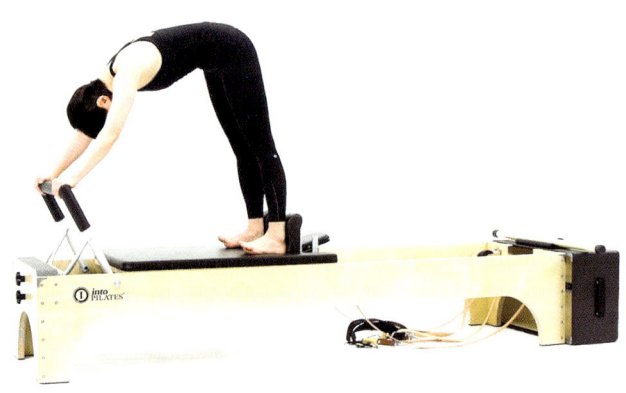

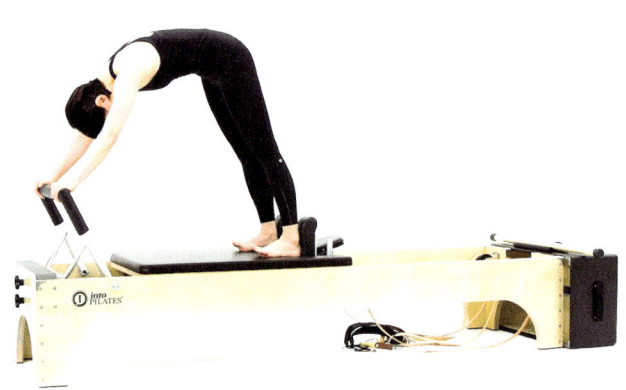

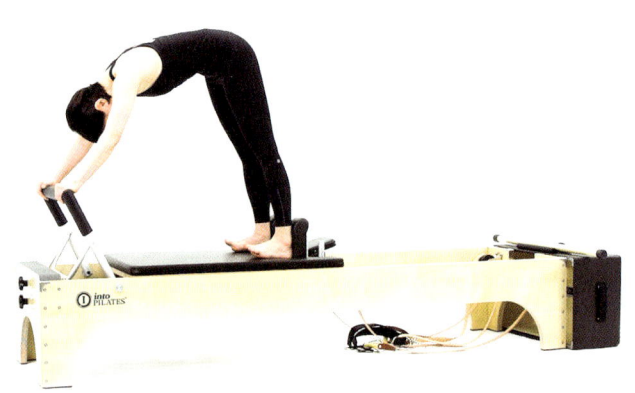

Knee Stretch Series
Round Back | Arch Back | Knees Off

07

기구 준비

Foot bar Up
2 spring
Headpiece Up

준비 자세

1 Round
▷ 무릎을 캐리지에 놓고 발가락을 꺾어 뒤꿈치를 숄더 블록에 댄다.
▷ 양손으로 Foot bar를 잡고, 두 팔은 어깨 넓이만큼 벌린다.
▷ 시선은 배꼽을 향하게 하고, 엉덩이는 뒤꿈치 사이에 주먹이 하나 들어갈 만큼 공간을 두고 척추를 둥글게 한다.

2 Arch
▷ 둥글게 만 척추를 반대 방향으로 펴고 가슴을 열고 시선은 대각선 위 앞쪽을 바라본다.

3 Knees Off
▷ 다시 Round 포지션 상태로 돌아와서 골반과 무릎이 일직선이 되도록 하고 꼬리뼈가 아래로 가도록 말아 준다.

운동 방법

1 Round and Arch
▷ 정강이뼈 길이만큼 캐리지를 밀고 나간다.
▷ 캐리지를 빠르게 끌며 리듬 있게 돌아온다. 들어오는 박자에 힘을 줘서 당긴다.
  → 10회 반복한다.

2 Knees Off
▷ 캐리지를 고정시킨 상태로 양 무릎을 캐리지로부터 5cm 들어 올린다.
▷ 정강이뼈 길이만큼 캐리지를 밀고 나간다.
▷ 캐리지를 리듬 있게 빠르게 끌고 돌아온다. 들어올 때 힘과 속도를 강하게 한다.
  → 10회 반복한다.

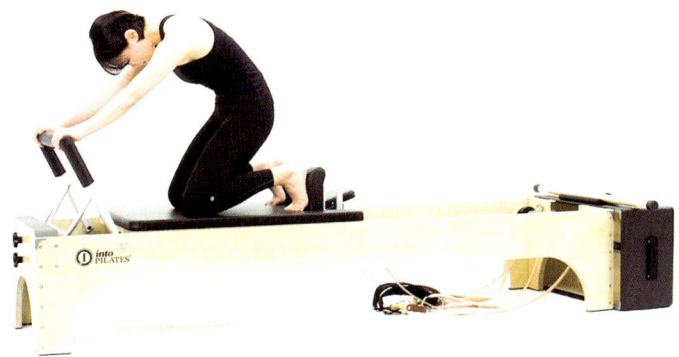

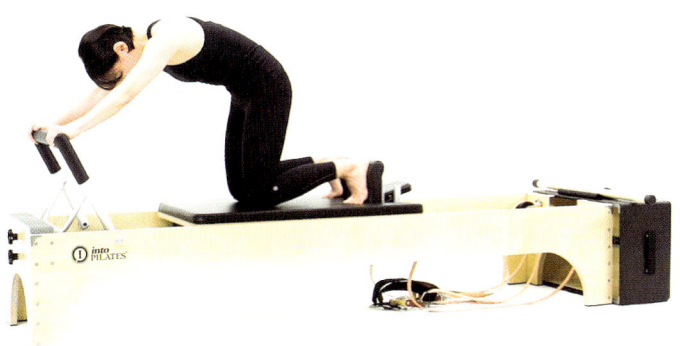

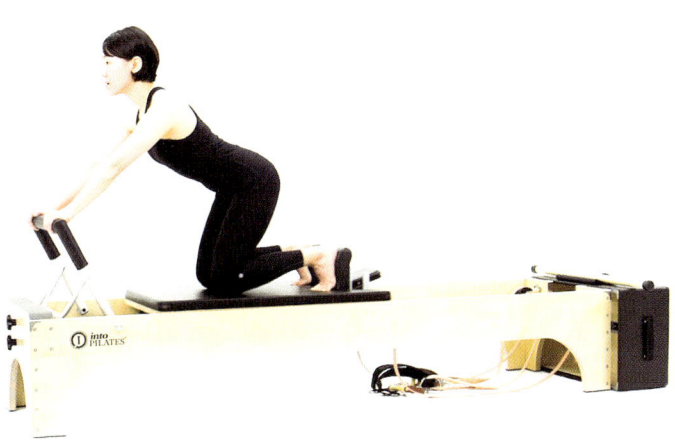

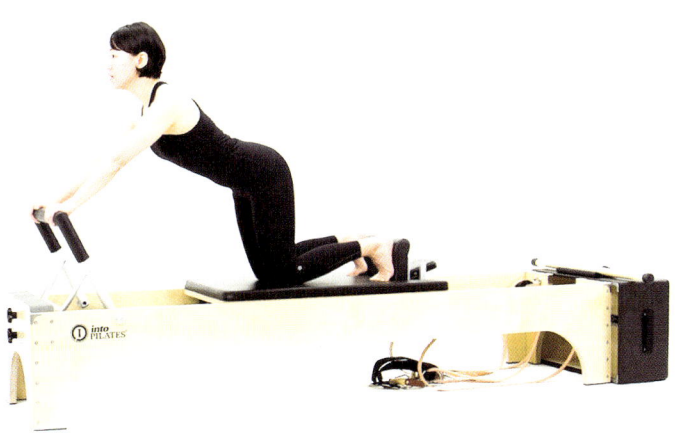

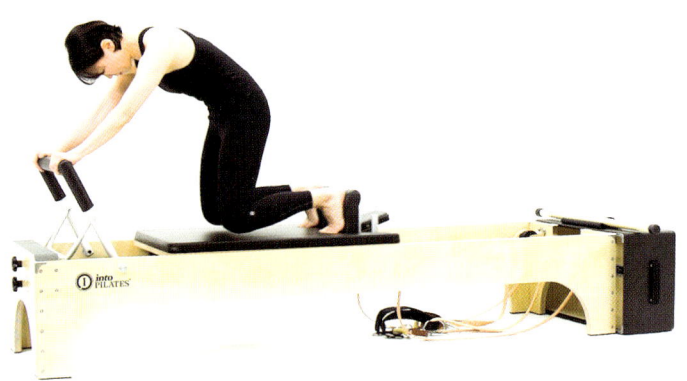

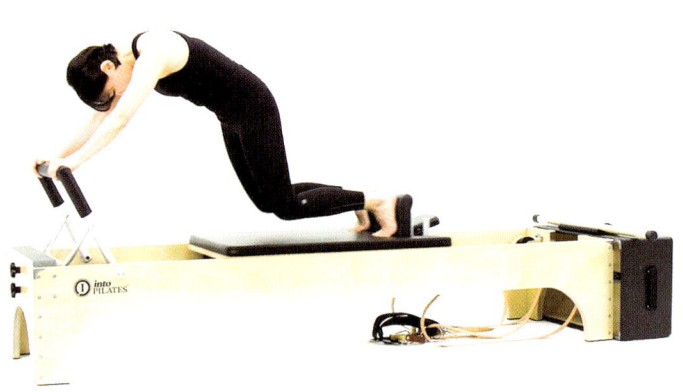

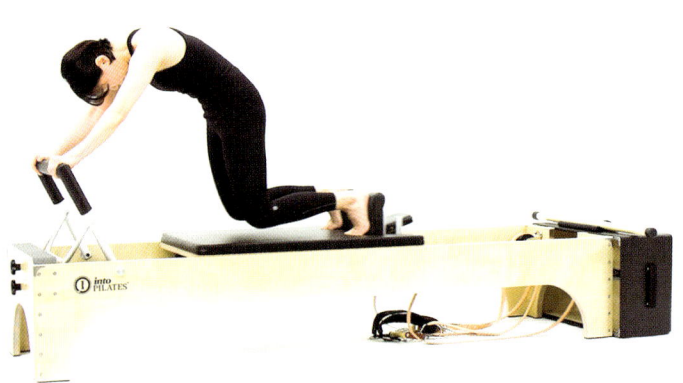

Running
same spring as Footwork

08

기구 준비

Foot bar Up
3 or 4 spring
Headpiece Up

준비 자세

▷ 캐리지에 누워 양발을 모은 채 발끝을 Foot bar에 대고 뒤꿈치는 하이힐 신듯이 올린다.
▷ 두 팔을 길게 뻗어 손바닥이 밑으로 향하게 한 채 몸 옆에 둔다.

운동 방법

▷ 캐리지를 밀고 나가 오른다리의 무릎을 구부릴 때 왼다리는 편 상태에서 뒤꿈치만 내린다.
▷ 왼다리의 무릎을 구부릴 때 오른다리는 편 상태에서 뒤꿈치만 내린다(정말 달리듯이 한다).
  → 한 동작을 10~20회 반복한다.

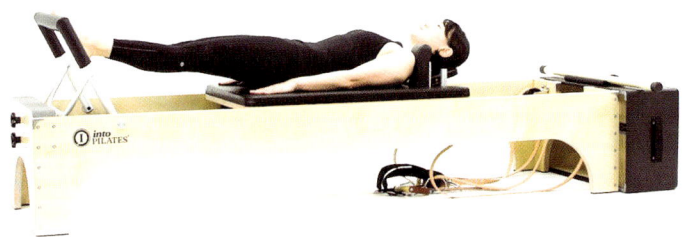

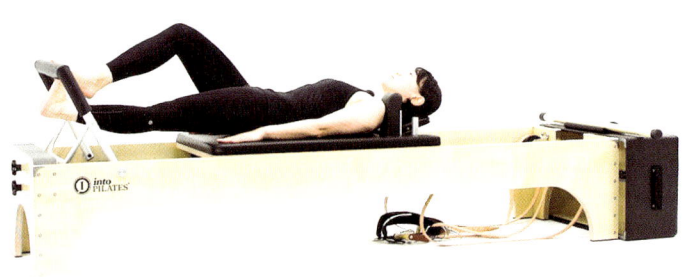

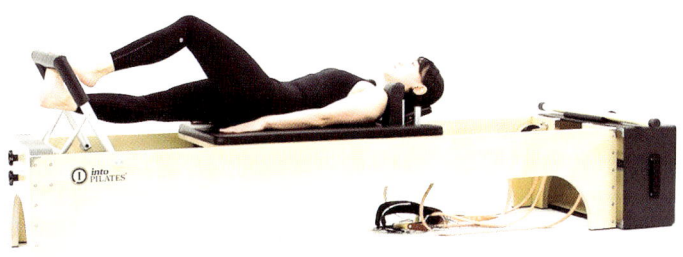

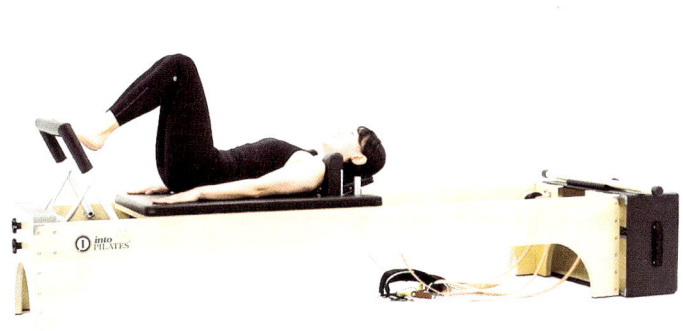

Pelvic Lift
same spring as Footwork

09

기구 준비

Foot bar Up
3 or 4 spring
Headpiece Up

준비 자세

▷ 두 다리를 Foot bar 모서리에 각각 올려놓는다(발끝은 바깥으로 45도 향하게 한다).
▷ 무릎은 두 번째 발가락과 일치되도록 한다.
▷ 골반을 캐리지로부터 기도하는 손만큼 들어 올려 유지한다.
▷ 두 팔을 길게 뻗어 손바닥이 밑으로 향하게 한 채 몸 옆에 둔다.

운동 방법

▷ 골반 높이를 유지한 채 캐리지를 밀고 나간다.
▷ 꼬리뼈로부터 정수리까지 늘어나듯이 서로 저항을 느끼면서 캐리지를 끌고 제자리로 돌아온다.
　→ 5~8회 반복한다.

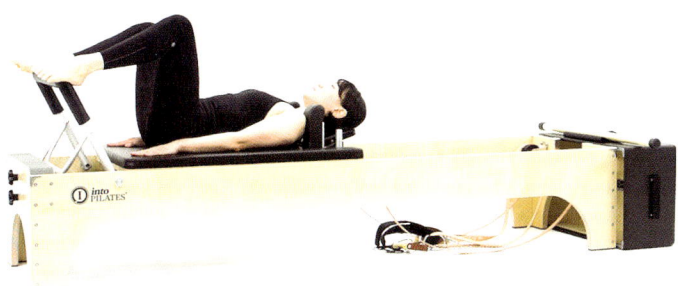

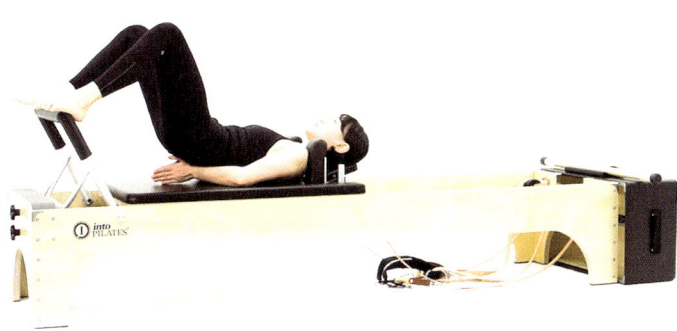

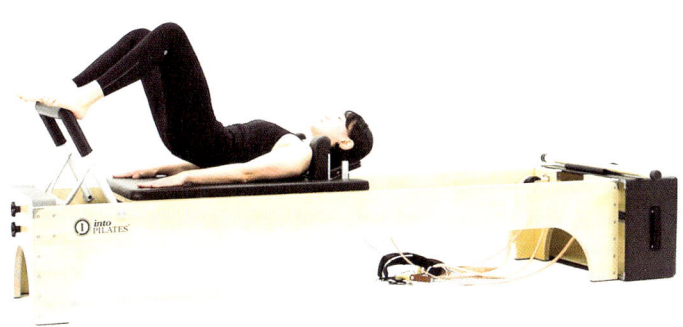

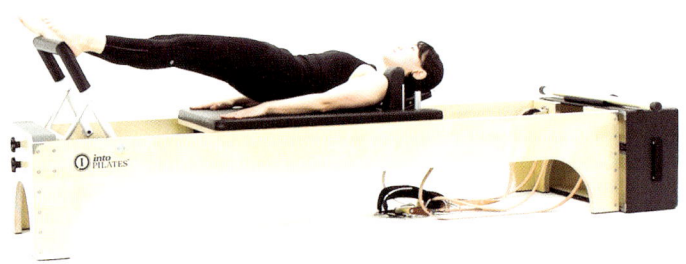

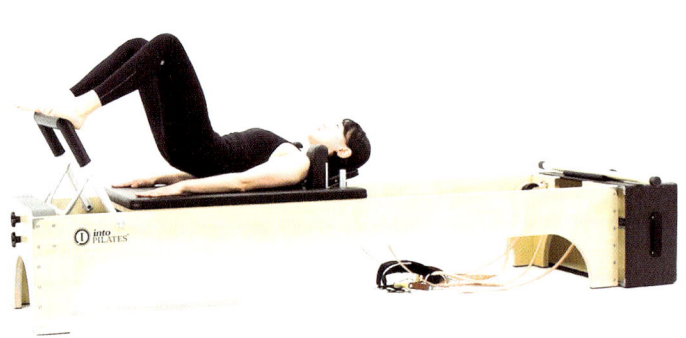

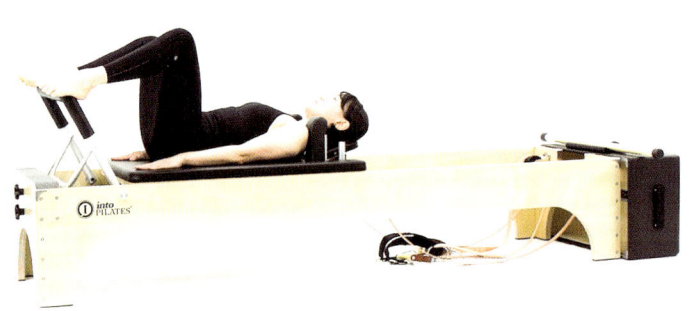